NOTICE

SUR LES

PROPRIÉTÉS ET L'EMPLOI

DES

PSULES IODO-TANNIQUES

A L'EXTRAIT DE BOURGEONS DE PIN

DE

CHANDRON

PHARMACIEN DE 1ᵉ CLASSE,

5 — RUE DE LYON — 55

PARIS.

On trouvera dans ma pharmacie :

Les **Pilules au Carbonate ferreux**, suivant la formule de M. le Dr VALLET. — **2** fr. le flacon au lieu de 3 fr.;

Les **Pilules de Proto-Iodure de Fer** inaltérables. — **3** fr. le flacon au lieu de 4 fr ;

La **Pommade de Dupuytren** contre la calvitie garantie suivant la formule de l'auteur. — **3** fr. le pot; **1** fr. **60** le demi-pot;

L'**Élixir dentifrice** au Quinquina et au Cochléaria. — **2** fr. le flacon, **1** fr. **10** le demi-flacon;

La **Poudre dentifrice** au Quinquina et au Charbon, pour blanchir les dents et fortifier les gencives. — **1** fr. **50** la boîte. **80** cent. la demi-boîte;

La **Teinture concentrée de Quinquina**, pour faire soi-même et instantanément son Vin de Quinquina. — Dose pour un litre de vin, **1** fr. **10** c.; pour une bouteille, **80** cent.;

Les **Pilules purgatives d'Anderson**. — **1** fr. **50** la boîte de 60 pilules.

La dose est de trois à six par jour, suivant l'âge et le tempérament. Ces pilules purgent sans fatiguer, et elles ont l'avantage de n'exiger ni régime, ni tisane.

Le **Chocolat purgatif** à la Magnésie, — **1** fr. la tablette au lieu de 1 fr. 50.

L'**Eau dentifrice de Botot**. — **1** fr. le flacon.

L'**Eau de Cologne**, préparée avec le plus grand soin. — **1** fr. le flacon.

Tous les articles dont la poste peut se charger seront expédiés *franco* jusqu'à destination pour toute la France et l'Algérie. Les liquides et autres produits qui devront emprunter la voie des chemins de fer seront expédiés *franco* de port et d'emballage jusqu'à la gare la plus rapprochée du destinataire, si la demande s'élève au moins à 25 francs.

Outre les préparations énoncées ci-dessus, je me charge aussi de l'expédition de toute espèce de médicaments, bandages, etc., aux conditions les plus avantageuses.

Joindre aux demandes un mandat sur la poste ou des timbres-poste.

CAPSULES IODO-TANNIQUES

A L'EXTRAIT DE BOURGEONS DE PIN DU MIDI.

Sous le nom de pâtes et de sirops pectoraux, la fréquence des maladies de poitrine a fait composer une foule de remèdes insignifiants dont le moindre défaut est d'être à peu près sans action ni valeur spéciale. Leur qualité pectorale n'existe guère que sur l'étiquette qui les décore. Par les principes gommeux, mucilagineux et parfois narcotiques qu'ils contiennent, ce sont des bonbons tout au plus capables de mieux faire supporter la diète alimentaire, et comme tels, d'adoucir, de calmer indirectement la toux contre laquelle ils sont dirigés Aussi, est-ce avec raison qu'ils ne sont employés qu'au début de ces affections légères, le plus souvent sans fièvre ni gravité qui, sous le nom d'irritation, de rhume, bronchite, influenza, grippe, sévissent sur chacun une fois l'an. Dès que les toux se prolongent au-delà de quelques semaines, on les délaisse, on les abandonne, convaincu de leur insuffisance pour guérir un mal sérieux, grave, profond.

C'est contre ces affections pulmonaires aux débuts insidieux, à la forme chronique, dont la toux et l'oppression qui en sont les caractères saillants, résistent aux tisanes, pâtes, sirops, loochs et juleps de toute sorte, que conviennent principalement les capsules balsamiques. Composées

1867

des principes résineux du bourgeon de pin frais du midi, extraits par un procédé spécial qui en retire toute la partie active, médicinale, pour former la base de ces capsules, elles remplissent l'indication thérapeutique la mieux démontrée par l'expérience des siècles : modifier la source des sécrétions pour la diminuer et la tarir. De toute antiquité, les balsamiques ont été employés dans ce but avec le plus grand succès. Leurs propriétés légèrement stimulantes et leur action spécifique sur les membranes muqueuses changent, modifient promptement la nature de l'expectoration et, en la facilitant, diminuent la toux et tous les phénomènes qui en sont la conséquence comme l'abattement, la prostration des forces, la fièvre, etc.

Le tannin qui y est associé, est un modificateur non moins puissant des sécrétions pathologiques. Ses qualités tonico-astringentes et plastiques résultant des observations récentes, préviennent et arrêtent la dissolution du sang et des autres humeurs organiques, M. le docteur Woilez, médecin de l'hôpital Cochin, en a obtenu la cessation de bronchorrhées qui épuisaient les malades et même la guérison de phthisies confirmées dont la relation se trouve dans le *Bulletin de thérapeutique* de 1863. C'est donc un adjuvant des plus utiles, ainsi que l'iode qui s'y trouve à dose presque infinitésimale. Son action excitante sur la muqueuse pulmonaire a été trop bien constatée dans ces derniers temps, notamment dans la clinique de M. le professeur Piorry, à l'hôpital de la Charité, pour montrer l'importance de cette adjonction.

Un médicament précieux, héroïque, vraiment pectoral

et spécifique contre les affections chroniques de la poi_
trine, résulte ainsi du mélange de ces trois substances. La
forme adoptée pour la préparation en assure même l'efficacité. Renfermées dans des capsules gélatineuses imper_
méables, à l'abri dn contact de l'air, ces substances sont
rendues inaltérables et se conservent indéfiniment, tandis
que sous la forme de sirop comme on a l'habitude de les
préparer, elles s'altèrent, se décomposent bientôt pour de-
venir inertes, sinon nuisibles ; son administration en est
aussi facilitée. Plus d'odeur, ni de saveur à redouter pour
les palais délicats, plus de dégoût ni de nausées pour
les estomacs susceptibles; le médicament s'avale comme
une dragée qui fond ensuite dans l'estomac à l'insu même
du malade. Et ce qui est bien plus important, ni erreur
ni danger ne sont à craindre dans le dosage; il suffit de
prendre le nombre de capsules indiqué pour que la quantité du médicament soit rigoureusement déterminée, ce
qui est essentiel pour un médicament actif.

Formulées et prescrites par les plus célèbres praticiens
de Paris, les capsules iodo-tanniques conviennent spécia-
lement dans les bronchites chroniques, les catarrhes sus-
pects, l'asthme humide et même certaines formes de
phthisie caséeuse caractérisées par un amaigrissement
graduel et la perte croissante des forces, avec ou sans
fièvre. On les reconnaît à la toux quinteuse, profonde,
rebelle qu'elles provoquent et entretiennent, avec gêne
extrême de la respiration, suivie d'une expectoration plus
ou moins abondante, épaisse, d'un jaune verdâtre, surtout le matin, et parfois mêlée de sang. Des saignements

de nez, des crachements de sang surviennent aussi fréquemment, et c'est par ces pertes journalières, que le défaut d'appétit empêche le plus souvent de réparer, qu'elles minent sourdement et lentement la constitution, si l'on n'y porte remède de bonne heure.

Aussi convient-il de recourir aux capsules balsamiques dès que l'amaigrissement, coïncidant avec la toux, se manifeste. En arrêtant la dissolution des humeurs, l'action tonique et hémoplastique du tannin prévient son accroissement, restaure les fonctions digestives et assimilatrices, et donne aux autres agents dont l'action est plus lente sur les voies pulmonaires, le temps d'agir.

Elles sont indiquées de même contre les crachements de sang ou hémoptisies, l'expectoration excessive, les sueurs nocturnes, la diarrhée et toutes les pertes abondantes de l'économie. Par son astringence, le tannin agit directement sur ces excrétions, les diminue, les arrête en resserrant les vaisseaux, les pores, et en coagulant, en plastifiant les liquides qui filtrent et transsudent à travers les tissus

Elles conviennent également contre la suppression, l'irrégularité et la diminution des menstrues. En même temps que le tannin renouvelle et plastifie le sang, l'iode excite la fonction mensuelle, entretient sa régularité, et, par le rétablissement de cette fonction, prévient les congestions et les hémorrhagies pulmonaires qui sont tant à redouter.

Mais c'est surtout contre la toux persistante, rebelle, avec oppression, dyspnée, inappétence, insomnie, qu'elles sont efficaces et comme spécifiques par les principes balsamiques et résineux qui en forment la base. Il suffit d'en faire usage pendant quelques semaines pour se convaincre de leurs bons effets.

On commencera par en prendre deux par jour, une le matin à jeûn, une au moins avant de manger, et une le soir, deux heures après le dernier repas. On augmentera tous les deux jours d'une capsule dans l'ordre suivant, jusqu'à ce qu'on arrive à en prendre six par jour, quantité que l'on ne dépassera pas. Le troisième jour, on en prendra une le matin et deux le soir; le cinquième jour, deux le matin et deux le soir; le septième jour, deux le matin et trois le soir: et enfin, le neuvième jour, trois le matin et trois le soir. On continuera cette quantité jusqu'à la fin du traitement.

Les malades qui ne pourraient pas supporter la dose de trois le matin et trois le soir s'en tiendraient à deux le matin et deux le soir. (Il en sera de même pour les jeunes personnes d'une constitution faible, délicate, telles que les chlorotiques et celles atteintes de la poitrine.) Ceux fatigués par l'asthme ou l'oppression éprouveront un soulagement presque immédlat en en prenant deux le soir en se couchant, et une *seulement* le matin à jeun.

Nota. — Les personnes qui éprouveraient quelque envie de vomir ou même quelques vomissements dans le début du traitement, ou un peu de constipation par la suite, ne doivent pas s'en préoccuper. Dans le premier cas, on diminuera un peu la dose; dans le second cas, on prendra, pendant quelques jours, le matin à jeûn, après les capsules, une cuillerée à bouche de magnésie calcinée délayée dans de l'eau sucrée.

———

Parmi les nombreuses lettres de remercîments et de félicitations que je reçois chaque jour, je me bornerai à en relater ici quelques-unes toutes récentes :

Monsieur,

Ayant eu connaissance de vos capsules iodo-tanniques contre l'oppression, le catarrhe, la toux rebelle, etc., et m'ayant été vantées par un de mes collègues, j'ai voulu en essayer. A cet effet je vous priais au mois de décembre dernier de m'en envoyer six flacons. J'avais, à ce moment-là, trois malades qui, par leur diversité d'âge, de sexe et de constitution, m'offraient le moyen d'observer les effets de ce médicament nouveau.

Je vous dirai tout d'abord que les résultats ont été tels que me les avait prédits mon confrère. c'est-à-dire, des plus satisfaisants.

Mes trois malades étaient : 1 une jeune fille de dix-neuf ans et demi, d'un tempérament faible ; 2o un vieillard de soixante-onze ans, atteint d'un catarrhe qui le fatiguait depuis plusieurs années; 3o et enfin un jeune homme de vingt-quatre ans Les effets produits sur ce dernier ont été surtout remarquables Ce jeune homme a vu sa toux s'arrêter dès les premiers jours, l'expectoration se produire avec la plus grande facilité. L'appétit et le sommeil sont revenus en très-peu de temps. Je dois ajouter aussi qu'il était d'une maigreur effrayante, mais que l'embonpoint revient à grands pas, et aujourd'hui il va aussi bien que possible.

Enfin, Monsieur, je termine en vous témoignant toute ma reconnaissance et celle de mes malades pour le bien que leur ont fait vos capsules, et vous prie de vouloir bien m'en expédier une nouvelle provision : ci-inclus le montant de dix flacons.

Veuillez agréer, etc.

Signé : Dr BARNOUIN.

Lachau, 21 janvier 1867.

Avignon, le 25 décembre 1867.

Monsieur Chandron,

Je vous adresse ci-inclus 16 francs en timbres-postes, et vous prie de m'envoyer encore quatre flacons de vos excellentes capsules iodo-tanniques aux Boürgèons de Pin.

Elles ont produit un effet merveilleux sur ma femme, et aujourd'hui je la considère comme guerie.

Depuis deux ans elle avait tout employé : huile de foie de morue et tous les balsamiques, même le traitement homéopathique.

Elle allait toujours en s'affaiblissant; ses crachats étaient purulents; au troisième flacon ils ont disparu et l'amélioration a été très-sensible.

Elle prend en ce moment le sixième flacon et elle se trouve parfaitement bien.

Les quatre flacons que je vous demande, sont pour le cas d'un essentiment et compléter ainsi, d'une manière certaine, sa guérison.

Je m'estime très-heureux, Monsieur, d'avoir eu l'idée de faire essayer à ma femme vos capsules et il serait à désirer qu'elles fussent connues de toutes les personnes atteintes de pareilles affections.

Croyez, Monsieur, à ma reconnaissante sympathie.

GUIX, *marchand de bois.*

Gex, le 29 décembre 1866.

Monsieur,

Je vous prie de m'adresser, contre la somme ci-jointe, un nouveau flacon de vos capsules aux bourgeons de pin.

Le malade se trouve très-bien de l'emploi de ce médicament, qui a fait disparaître très-promptement une toux opiniâtre qui le fatiguait beaucoup.

La fièvre a aussi à peu près disparu ; la transpiration est presque nulle.

Je vous serais bien obligé, en me disant pendant combien de temps il faut continuer l'usage de vos capsules.

J'ai l'honneur d'être, Monsieur, votre. ...

CARTON,
Commissaire de police, à Gex.

Gex, le 8 janvier 1867.

Monsieur,

Je vous prie de vouloir bien m'envoyer un flacon de vos capsules iodo-tanniques et une boîte de votre pâte aux bourgeons de pin du Midi.

Le malade ressent toujours un excellent effet de l'usage de vos capsules.

J'en ai donné quelques-unes à un autre malade, qui a paru s'en bien trouver et qui doit vous en demander.

Agréez, Monsieur, l'assurance de mes meilleurs sentiments.

CARTON,
Commissaire de police, à Gex.

Paris, 15 février 1867.

Monsieur,

Depuis dix ans, j'ai cherché les moyens de me guérir d'un catarrhe opiniâtre qui m'étouffait en me donnant de fortes quintes de toux.

J'ai consulté plusieurs médecins et rien n'a pu me soulager.

Aujourd'hui au deuxième flacon de vos capsules iodotanniques aux bourgeons de pin, je me trouve, non-seulement soulagé, mais en quelque sorte guéri, car je puis demeurer, dans mon lit, plusieurs heures sans tousser et le matin des crachats épais sortent sans faire aucun effort.

Maintenant, je puis marcher vite et monter des escaliers jusqu'au quatrième étage sans être oppressé et sans tousser.

Je certifie, sur ma foi la plus sacrée, que c'est un prodige pour les malheureux qui, comme moi, sont atteints de cette cruelle maladie que je croyais inguérissable,

Antoine BERNARD,

Négociant, rue de Lyon, 7.

———

PASTILLES ANTI-GASTRALGIQUES

DE BISMUTH COMPOSÉES.

Parmi le petit nombre de médicaments qui ont survécu à la réforme pharmaceutique déterminée par les progrès de la Médecine et de la Chimie, le BISMUTH figure à côté de l'Opium, du Quinquina, du Fer et de leurs dérivés comme un des meilleurs produits de la matière médicale. Employé dès longtemps à petite dose, le Sous-Nitrate seul ou associé à d'autres adjuvants s'est montré efficace contre plusieurs maladies de l'estomac, certaines formes de la gastralgie caractérisées par la douleur, les crampes, les vomissements, les éructations, l'inappétence, la diarrhée; comme absorbant, il a réussi contre le pyrosis, les acidités, les renvois, et modifié avantageusement la dyspepsie, la gastralgie et tout le groupe si varié des phénomènes nerveux de l'estomac.

En en augmentant la dose, l'usage s'en est étendu à d'autres maladies des voies digestives. M. Monneret, professeur de la Faculté de médecine de Paris, en a ainsi démontré les succès infaillibles contre la diarrhée séreuse des enfants, si fréquente et si rebelle lors de la dentition, le sevrage et tous les troubles, les dérangements d'entrailles auxquels ils sont si sujets.

Bien des malheurs ont été ainsi prévenus, conjurés, chez les adultes comme chez les enfants, dans ces deux dernières années, grâce à cette poudre précieuse, en arrêtant à temps les diarrhées, les vomissements, la cholérine en un mot, qui précède et annonce si souvent en temps d'épidémie l'explosion du redoutable choléra. La double sanction du temps et de l'expérience acquise à ce médicament justifie la place qu'il occupe dans la thérapeutique des maladies des voies digestives.

L'efficacité merveilleuse d'une potion magistrale et d'une poudre au bismuth composées, préparées dans notre officine sur l'ordonnance de l'un des plus célèbres professeurs de la Faculté de médecine contre ces accidents gastro-intestinaux, ces troubles d'estomac, ces dérangements d'entrailles, si fréquents sous le règne de la constitution épidémique, nous a déterminé à en réunir les principes actifs et à les préparer sous une forme officinale plus commode pour en faciliter l'usage et en propager l'emploi. L'emploi pharmaceutique d'un médicament influe tant sur son succès!... Celle de pastilles nous a paru la plus favorable. Elle a été choisie par M. le professeur Trousseau, comme convenant particulièrement aux enfants et aux palais les plus délicats. Ce médicament est ainsi facile à doser sans crainte ni danger d'erreur et peut être expédié et conservé indéfiniment sans altération ni décomposition.

D'après l'expérience même des plus célèbres praticiens,

tous les troubles, les dérangements de l'estomac et des intestins sont donc passibles des pastilles de Bismuth composées ; la dose seule diffère suivant les cas. Elles devraient remplacer les purgatifs qu'une erreur populaire persiste à employer et qui augmentent ordinairement le mal en l'irritant.

Trois à quatre pastilles avant le repas, deux ou trois fois par jour, seront ainsi d'un grand avantage aux personnes dont les digestions sont laborieuses avec renvoi et diarrhée habituelle ; de même, dans la gastrite subaiguë ou chronique et la gastralgie compliquée d'un état inflammatoire de l'estomac. On en fera sucer également six à huit par jour aux enfants atteints de diarrhée sans fièvre.

Contre les vomissements chroniques, après une inflammation de l'estomac, une indigestion comme dans les vomissements nerveux, on doit en faire un usage habituel de quatre à cinq par jour pour les adultes et de deux à trois pour les enfants qui ont habituellement le dévoiement avec maigreur, faiblesse et parfois vomissements accompagnant la dentition, le sevrage, les indigestions, le muguet, etc.

On doit donc recourir à l'emploi de ces pastilles dans tous les cas de souffrance de l'estomac, dyspepsie, gastralgie ou névrose, anorexie, flatuosités, renvois, éructations, acidités ; quand il s'y joint du dévoiement, c'est le plus sûr moyen d'y mettre un terme et de voir promptement renaître l'appétit et l'état normal des fonctions digestives. C'est d'autant plus de soin qu'on doit en faire usage en temps d'épidémie cholérique qu'il est parfaitement démontré que ces dérangements prédisposent à en être atteints.

Prix de la boîte : 2 fr.

Je prépare également une poudre tout aussi efficace et employée dans les mêmes cas que les pastilles.

Dose — Une cuillerée à café avant chaque repas, dans la première cuillerée de potage ou délayée dans un peu d'eau sucrée.

Prix : 3 fr. la boîte, — 1 fr. 50 la demi-boîte.

SIROP DÉPURATIF

AU GAÏAC ET A L'IODURE DE POTASSIUM

Ce Sirop est employé toujours avec succès pour combattre les maladies dartreuses, le Scorbut, les Ulcères de toute nature, les Scrofules, les Démangeaisons, les Accidents contagieux nouveaux ou anciens, les Rhumatismes, la Goutte, et en général toutes les Affections provenant d'un vice du sang.

Le régime à observer consiste à s'abstenir de tout ce qui est excitant; on peut vaquer à ses occupations ordinaires, sans se condamner à des privations plus rigoureuses.

Dose. — On commence par en prendre une demi-cuil-
lerée à soupe le matin à jeun et autant le soir, en se couchant, pur et délayé dans une tasse de tisane de gentiane,
salsepareille ou autre. On augmentera progressivement
la dose de manière à arriver à en prendre, au bout de
huit jours, une cuillerée entière matin et soir. Cette
quantité sera continuée, sans être dépassée, jusqu'à la
fin du traitement.

Pour faciliter l'emploi de ce précieux dépuratif et
pouvoir faire suivre le traitement en secret et même en
voyage, j'ai réuni tous les principes actifs de mon sirop
sous formes de pilules inaltérables, représentant chacune
un quart de cuillerée de sirop.

Cinq flacons de ces pilules suffisent pour un traitement
dépuratif complet.

Dose. — On commencera par en prendre deux le matin
à jeun et deux le soir en se couchant; on augmentera
d'une pilule tous les deux jours jusqu'à en prendre quatre
le matin (équivalant à une cuillerée de sirop) et quatre
le soir. Comme pour le sirop on ne dépassera cette dose
et on suivra le même régime.

Prix : le flacon, 3 fr.

PILULES DE FER ET DE QUINQUINA

Les pilules de fer et de quinquina, réputées *le tonique par excellence*, ont l'immense avantage de ne pas irriter et de pouvoir être supportées par les estomacs les plus délicats. Elles sont très-efficaces pour guérir les maladies d'estomac, les pâles couleurs, la leucorrhée (fleurs blanches), et pour fortifier les tempéraments trop faibles pour pouvoir supporter le vin de quinquina.

La dose est de quatre pilules par jour seulement, deux dix minutes ayant les principaux repas.

Le flacon de 100 pilules représente le principe actif de deux bouteilles de vin de quinquina et de 100 pilules ferrugineuses.

Prix : 4 fr. 50 le flacon. — 2 fr. 50 le demi flacon.

On ne doit une entière confiance aux préparations ci-dessus, que tout autant qu'elles portent sur les boîtes ou les flacons la signature et le cachet ci-contre.

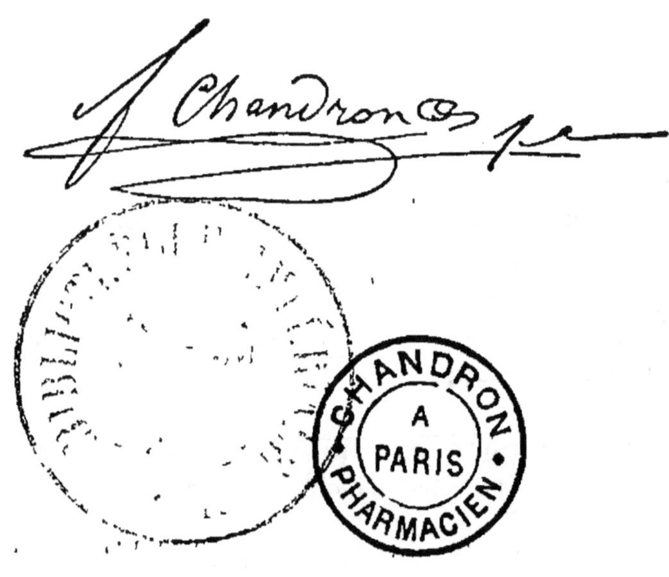

SIROP ET PATE

A L'EXTRAIT DE BOURGEONS DE PIN

DE CHANDRON

POMMADE CHANDRON

La Souveraine

POUDRE CHANDRON

Contre les affections des fosses nasales, etc.